AF384019

LES

BACTÉRIES SCHIZOMYCÈTES

TECHNIQUE BACTÉRIOLOGIQUE

MONOGRAPHIE DES BACTÉRIES PATHOGÈNES ET NON
PATHOGÈNES

FERMENTATIONS ENGENDRÉES PAR LES BACTÉRIES

Par A. DENAEYER

Pharmacien-chimiste,
Membre de la Société belge de microscopie,
Membre de la Société royale de botanique de Belgique,
Officier de l'Ordre de la Rose du Brésil, etc.

39 FIGURES HORS TEXTE.

BRUXELLES

A. MANCEAUX, LIBRAIRE-ÉDITEUR

Rue des Trois-Têtes, 12 (Montagne de la Cour)

MÊME MAISON : 17, rue de l'Impératrice et 1, place de l'Université.

1887

LES

BACTÉRIES SCHIZOMYCÈTES

TECHNIQUE BACTÉRIOLOGIQUE

MONOGRAPHIE DES BACTÉRIES PATHOGÈNES ET NON
PATHOGÈNES

FERMENTATIONS ENGENDRÉES PAR LES BACTÉRIES

Par A. DENAEYER

Pharmacien-chimiste,
Membre de la Société belge de microscopie,
Membre de la Société royale de botanique de Belgique,
Officier de l'Ordre de la Rose du Brésil, etc.

39 FIGURES HORS TEXTE.

BRUXELLES

A. MANCEAUX, LIBRAIRE-ÉDITEUR

Rue des Trois-Têtes, 12 (Montagne de la Cour)
MÊME MAISON : 17, rue de l'Impératrice et 1, place de l'Université.

1887

INTRODUCTION.

Dans l'état actuel des connaissances bactériologiques, nous ne prétendons pas présenter une classification naturelle des microbes connus. Faute d'une monographie rationnelle nous pensons néanmoins servir la science en réunissant dans un opuscule l'analyse des formes, tant pathogènes que non pathogènes, sur la dénomination et l'action desquelles on semble généralement s'accorder. L'histoire de la biologie des micro-organismes est encore à faire. Nous savons que, grâce à leur prodigieuse prolifération, ils sont les principaux agents de la décomposition des matières organiques, tant végétales qu'animales ; ils sont les intermédiaires du retour au monde minéral des molécules qui lui avaient été momentanément empruntées par la vie organique. M. Pasteur a montré qu'il y avait, dans la production incessante des micro-organismes une grande loi naturelle.

« L'observation la plus vulgaire a montré, de tout temps, dit-il, que les matières animales et végétales, exposées après la mort au contact de l'air ou enfouies dans la terre, disparaissent à la suite de transformations diverses. La fermentation, la putréfaction et la combustion lente sont les trois phénomènes naturels qui concourent à l'accomplissement de ce grand fait de destruction de la matière organisée, condition nécessaire de la perpétuité de la vie à la surface du globe. Dans mes travaux, j'ai indiqué avec précision quelles étaient, suivant moi, les vraies causes des fermentations et j'ai annoncé le principal résultat de mes recherches sur la putréfaction proprement dite.

» Partout la vie se manifestant chez les productions organisées les plus infimes, m'apparaît comme l'une des conditions essentielles de ces phénomènes; mais la vie, avec une manière d'être inconnue jusqu'à ce jour, c'est-à-dire sans consommation d'air ou de gaz oxygène libre. La matière morte qui fermente ou qui se putréfie ne cède donc pas, uniquement du moins, à des forces d'un ordre purement physique ou chimique. Il faut bannir de la science cet ensemble de vues préconçues qui consistaient à admettre que toute une classe de matières organiques, les matières plastiques azotées, peuvent acquérir, par l'influence hypothétique d'une oxydation directe, une force occulte, caractérisée par un mouvement intestin prêt à se communiquer à des substances organiques prétendues peu stables. Les combustions lentes, dont les matières organiques mortes sont le siége, lorsqu'elles sont exposées au contact de l'air, ont également, dans la plupart des cas, une étroite liaison avec la présence des êtres les plus inférieurs. On arrive ainsi à cette conséquence générale, que la vie préside au travail de la mort dans toutes les phases; et que les trois termes, dont je parlais tout à l'heure, de ce retour perpétuel dans l'atmosphère et au règne minéral des principes que les végétaux et les animaux en ont empruntés, sont des actes corrélatifs du développement et de la multiplication d'êtres organisés.

» Dans la destruction de ce qui a vécu, tout se réduit à l'action simultanée de ces trois grands phénomènes naturels : la fermentation, la putréfaction et la combustion lente. Un être vivant vient de mourir : animal ou plante, ou débris de l'un ou de l'autre. Il est exposé au contact de l'air. A la vie qu'il a abandonnée, va succéder la vie sous d'autres formes. Dans les parties superficielles et que l'air peut toucher, les germes des infiniment petits aérobies éclosent et se multiplient. Le carbone, l'hydrogène et l'azote de la matière organique se transforment par l'action de l'oxygène de l'air et sous l'influence de la vie de ces aérobies, en acide carbonique, en vapeur d'eau, en gaz ammoniac. Et tant qu'il y aura en présence de la matière organique et de l'air, ces combustions se prolongeront. En même temps que ces combustions superficielles se produisent, la fermentation et la putréfaction font leur œuvre au sein de la masse, par les germes développés des anaérobies qui, eux, non seulement n'ont pas besoin de l'oxygène pour vivre, mais que l'oxygène fait périr. Peu à peu, à la longue, par ce travail de fermentation sourde et de combustion lente, les phénomènes s'accomplissent. Que ce soit à l'air libre ou sous la terre, toujours plus ou moins imprégnée d'air, toute matière animale et végétale finit par disparaître.

» Pour que ces phénomènes soient entravés, il faut une température extrêmement basse. C'est ainsi que, dans les glaces du pôle, on a retrouvé parfaitement intact des éléphants antédiluviens. Les organismes microscopiques ne peuvent pas vivre à une température aussi froide. Ces faits viennent encore fortifier toutes les idées nouvelles sur l'importance du rôle des infiniment petits qui sont comme les maîtres du monde. Si l'on supprimait leur travail toujours latent, la surface du globe, encombrée de matières organiques, deviendrait inhabitable. »

L'action des microbes sur l'économie animale est variable; tantôt ils interviennent d'une manière utile et efficace dans les phénomènes de la digestion; tantôt, au contraire, ils sont des agents redoutables de contamination et les facteurs les plus actifs de la contagion dans certaines maladies épidémiques. Souvent aussi, ils agissent comme des poisons violents et déterminent la mort par asphyxie en absorbant l'oxygène du sang (septicémie).

Les microbes agissant comme ferments, produisent dans les matières fermentescibles des dédoublements et des transformations de diverses natures. Dans ce cas, ils sont souvent les plus précieux adjuvants de l'industrie. L'alcool, la bière, le vinaigre, beaucoup de fromages, le pain, etc., sont des produits de leur travail chimique.

Les microbes ou bactéries schizomycètes ont deux modes de reproduction : ils se multiplient par scissiparité et se reproduisent par sporulation; ce dernier mode apparaît généralement dans le cas où le milieu devient peu favorable au développement du micro-organisme. Ils sont caractérisés morphologiquement par des cellules variables de dimensions et de forme ; leur grand diamètre ne dépasse pas ordinairement 10 μ.

Chaque individu a son milieu préféré dans lequel il se développe aisément et il affecte alors une forme déterminée et constante. Si la composition du milieu de culture vient à changer, le microbe peut s'habituer plus ou moins à cette nouvelle vie et souvent alors il montre un aspect très différent de la forme primitive. Ces mutations dans lesquelles l'équation chimique de leur vie change avec le milieu, nous font considérer les bactéries comme étant polymorphes; il faut ajouter que, si on les porte de nouveau dans le milieu ordinaire, certaines bactéries peuvent reprendre leurs caractères originaires. Tel, par exemple, le bacillus du lait bleu qui présente un exemple très remarquable ds ces changements dans les formes. (*Henninger.*)

En parlant de ces conditions d'existence, nous sommes amenés à dire un mot de l'action qu'exerce l'air atmosphérique sur les bactéries. Certaines catégories supportent très bien le contact de l'oxygène de l'air ou vivent indifféremment dans un milieu qui en est privé ; pour d'autres formes, la présence de l'oxygène est une condition *sine qua non* d'existence. Ce sont les bactéries aérobies. D'autres formes ne peuvent, au contraire, subsister au contact de l'oxygène qui les tue. Elles sont anaérobies.

Les fermentations provoquées par les bactéries ont été divisées en quatre groupes : 1° fermentations par hydration ; 2° par réduction ; 3° par oxydation ; 4° par dédoublement. Nous aurons l'occasion de revenir sur ces phénomènes dans une annexe à la partie descriptive.

Nous avons basé notre classification sur les caractères morphologiques des microbes, se développant ordinairement dans des milieux déterminés. Nous prévenons toutefois nos lecteurs que beaucoup de formes qui peuvent être confondues morphologiquement sont peut-être des individus identiques, quoique étant renseignés sous des noms différents.

Dans une annexe à la partie descriptive, nous exposons une division des bactéries basée sur la nature des fermentations qu'elles engendrent. Nous suivons dans ce travail la méthode de M. Henninger qui divise les fermentations bactériennes d'après la nature des réactions observées.

Dans la partie descriptive qui est extraite de notre travail : « LES VÉGÉTAUX INFÉRIEURS, THALLOPHYTES ET CRYPTOGAMES VASCULAIRES », nous présentons les bactéries sous la rubrique de *Champignons schizomycètes*. Quelques auteurs classent les bactéries parmi les algues et nous reconnaissons que, pour certaines d'entre elles, cette opinion peut être adoptée. D'autre part, si l'on tient compte de la composition chimique de ces êtres, qui sont formés à l'état sec de quatre cinquièmes, et plus, de matières albuminoïdes, tandis que les parties insolubles dans la potasse représentant la cellulose, s'élèvent à peine à un vingtième, nous pensons que l'on peut, sans inconvénient, les considérer comme des champignons et adopter pour eux la dénomination de schizomycètes.

Du reste, la question de classification pour des êtres qui sont placés aux confins des deux règnes ne peut recevoir, dit M. Haeckel, une solution mathématique.

Nous employons fréquemment dans le courant de ce travail les termes de bactérie et de microbe pour désigner des schizomycètes. Ces termes ont été consacrés, à tort ou à raison, par l'usage.

Avant d'aborder la partie descriptive de ce travail, nous croyons répondre au désir de nos lecteurs en résumant ici, d'une manière sommaire, la technique bactériologique.

APPAREILS ET MATÉRIEL D'UN LABORATOIRE DE BACTÉRIOLOGIE.

Microscope. — Pous étudier les micro-organismes, il faut un bon microscope et surtout de bons objectifs. Comme il n'entre pas dans le cadre de cet ouvrage de donner la description détaillée de ces instruments, nous recommandons au lecteur le *Traité de technique microscopique* du docteur Francotte. Ils y trouveront des renseignements précieux et le meilleur guide à suivre pour l'acquisition et l'emploi du microscope et de ses accessoires.

Microtome. — Les microtomes de Jung, d'Heirdelberghe et ceux de Schanze peuvent suffire à tous les besoins du bactériologiste. Le microtome réfrigérant de Roy est aussi très utile dans certains cas.

Stérilisateurs. — On emploie dans les laboratoires de bactériologie plusieurs espèces de stérilisateurs. Le stérilisateur à vapeur se compose d'un cylindre en fer blanc recouvert de feutre épais et fermé par un couvercle en forme de calotte conique.

La partie inférieure du cylindre contient de l'eau qui est chauffée au moyen d'un bec de Bunsen. Dans la partie médiane ou chambre à vapeur se trouve une grille ou un diaphragme destiné à recevoir les appareils que l'on veut stériliser. On emploie cette étuve pour stériliser les milieux nutritifs dans les tubes ou flacons, pour opérer des filtrations telles que celles de l'agar-agar, de la gélatine nutritive, pour faire cuire les pommes de terre, etc., etc.

Le stérilisateur à air chaud, se compose d'une boîte cubique en tôle de fer à doubles parois, que l'on peut chauffer au gaz par une grille circulaire et dont on règle la température par un thermo-régulateur. Les objets que l'on veut stériliser doivent être exposés à une température de 150° pendant une heure ou plus.

On emploie encore un stérilisateur spécial pour la préparation du sérum du sang stérile solidifié.

Appareils pour incubation. — Ces appareils sont des étuves dont on peut régulariser très exactement la température au moyen de régulateurs *ad hoc*. Les régulateurs les plus recommandables sont le régulateur à membrane de Schlœsing, celui de Moitessier et le thermo-régulateur de Meyer, ainsi que celui de Reichert. Les incubateurs se chauffent au moyen d'appareils de chauffage variables, parmi lesquels je citerai le bec de gaz entouré d'un cylindre protecteur en mica et le brûleur de sûreté de Koch.

Bain-marie. — Un bain-marie est nécessaire pour la préparation des gelées nutritives et pour l'usage ordinaire. Il est quelquefois employé pour remplacer le stérilisateur à vapeur.

Caisses métalliques. — Elles sont destinées à recevoir les tubes d'essais, à les tenir dans la position verticale dans les stérilisateurs et dans les incubateurs.

Aiguilles de platine; öses. — Les aiguilles de platine, emmanchées dans une baguette de verre, servent à ensemencer les milieux nutritifs. Les öses sont des aiguilles de platine, terminées par un anneau. Elles servent à ensemencer des liquides de culture et à porter des parcelles de culture sur le porte-objet du microscope.

Piles de Gibier. — Ce sont des chambres humides composées d'une série de godets en porcelaine, empilés les uns sur les autres et contenant chacun un verre de montre à surface plane et à bord relevé, placé sur un petit morceau de papier filtre humecté avec une solution de sublimé. Ces verres de montre remplacent les plaques à culture ou « plates-cultures. »

Chambres humides pour cultures sur plaques. — Elles sont formées de deux cloches ou de deux cuvettes de verre s'emboîtant et contenant des bancs de verre pour soutenir les préparations et les cultures sur plaques de verre. Il est utile de les avoir pourvues de vis calantes. Outre ces appareils, le laboratoire du bactériologiste doit être pourvu de vases en verre de Bohême, d'entonnoirs, d'éprouvettes graduées, de ballons et de matras, de cloches, de capsules en porcelaine, d'une balance et de sa série de poids, d'ouate médicinale, de papier de tournesol, de flanelle, de frise, de supports pour tubes d'essai, de trépieds, de plusieurs thermomètres centigrades et enfin d'un appareil de photomicrographie.

Les réactifs du bactériologiste sont ceux qui sont ordinairement employés en microscopie ; parmi les matières colorantes les dérivés de la phénylamine sont les plus usités.

Matériaux de culture.

Les matériaux qui peuvent servir à la culture et à l'étude des bactéries se rencontrent un peu partout. Le pus, le sang, l'urine, le lait, les infusions de viande, de foin, de concombre, les sucs végétaux, etc., sont des produits où l'on rencontre presque toujours de grandes quantités de bactéries.

On trouvera dans la partie descriptive, faisant suite à ce travail, la nomenclature des principaux véhicules des bactéries. Avant de procéder à leur épuration par culture, on examinera avec soin au microscope une goutte du liquide ou une parcelle de l'excréta contenant des bactéries.

Culture des bactéries.

Lorsque l'on veut obtenir une culture pure d'une bactérie, il est de première nécessité d'exclure les germes étrangers qui pourraient être apportés, soit par l'air, soit par les corps qui nous entourent et qui sont souillés de germes de toute nature. Il faut également posséder les germes d'un microbe unique et connaître son milieu de développement le plus favorable.

Milieux de culture. — Les milieux de culture sont variés. Nous citerons le bouillon, le sérum de sang liquide, l'urine, le lait, les infusions végétales et les liquides nourrissants artificiels pour les milieux liquides ; les gelées nutritives de gélatine et d'agar-agar, les végétaux, les fruits, le blanc d'œuf, etc., pour les milieux solides.

Tous ces milieux de culture doivent être parfaitement stérilisés avant leur emploi. Le meilleur moyen de s'assurer de leur pureté consiste à les tenir pendant plusieurs jours dans un incubateur à la température de 30 à 33°. Il ne doit s'y développer aucune colonie.

Préparations de quelques milieux de culture. — Le sérum de sang liquide, le lait et l'urine, se recueillent directement dans des vases stérilisés. L'urine doit être neutralisée par du carbonate de calcium, filtrée et stérilisée. Les infusions de foin, de concombres, de navets, de pruneaux, etc., sont stérilisées dans le stérilisateur à vapeur.

Liquide de Pasteur.

Eau distillée.	100
Sucre de canne	10
Tartrate d'ammoniaque	1
Cendres de levure	0,07

Liquide Cohn.

Eau distillée	1000
Tartrate neutre d'ammoniaque . . .	10
Phosphate de potassium	5
Sulfate de magnésium	5
Phosphate de calcium	0,50

Liquide de Cohn-Mayer.

Eau distillée	200
Phosphate de potassium	1
Sulfate de magnésium	1
Phosphate tricalcique	0,10
Tartrate d'ammoniaque.	2

Ces trois liquides se stérilisent à 110°.

Gélatine nutritive.

Infusion de viande de bœuf hachée . .	500/1000
Peptone.	10
Gélatine blanche	100

Lorsque la gélatine est suffisamment ramollie dans l'infusion froide, on la fait dissoudre au bain-marie. On constate ensuite la réaction du mélange au moyen du papier de tournesol et on y ajoute, goutte à goutte, une solution concentrée de carbonate de soude jusqu'à réaction légèrement alcaline. A la mixture on ajoute un blanc d'œuf battu en neige, on la chauffe pendant une heure au bain-marie et on la filtre pendant qu'elle est encore chaude. Les tubes d'essai stérilisés sont remplis à environ un tiers de leur profondeur avec cette gélatine nutritive que l'on stérilise encore une fois dans le stérilisateur à vapeur. On y laisse les tubes d'essai pendant douze minutes et on recommence cette opération pendant quatre ou cinq jours. Si l'on veut gagner du temps, on peut se contenter de chauffer les tubes pendant une heure au bain-marie, en répétant l'opération trois jours de suite. Au lieu d'une infusion de viande de bœuf on peut faire dissoudre la gélatine dans des infusions de pruneaux, de raisins, etc.

Agar-agar nutritive. — La préparation de l'agar-agar nutritive se fait comme celle de la gélatine nutritive, sauf cependant qu'au lieu de 100 grammes de gélatine on n'emploie que 15 à 20 grammes d'agar-agar. Pour faciliter la solution de l'agar-agar, on le laisse tremper dans l'eau salée pendant une nuit. Les filtrations se font en employant la flanelle, aussi l'agar-agar ne présente jamais une transparence aussi parfaite que la gélatine nutritive. Les stérilisations se font comme pour la gélatine nutritive. Les gelées d'agar-agar restent solides jusqu'à la température de 45°.

Pommes de terre. — Les pommes de terre constituent un excellent milieu pour la culture des bactéries chromogènes. On les stérilise en les immergeant dans une solution de sublimé corrosif à 1/1000 pendant une demi-heure. On les place ensuite dans un récipient en fer-blanc et on les laisse dans le stérilisateur pendant une demi-heure environ. Quand elles sont cuites on les coupe en deux avec un couteau stérilisé dans la flamme et en ayant soin de tremper au préalable les mains dans une solution de sublimé. On introduit la pomme de terre dans une chambre humide nettoyée et lavée au sublimé et on les sépare en deux moitiés avec le couteau. On procède alors à l'ensemencement des bactéries. Les atténuations pour l'obtention de germes purs se font comme avec la gélatine nutritive ainsi que nous le verrons plus loin.

Pâte de pommes de terre. — On prend le centre de pommes de terre bouillies et on ajoute de l'eau distillée de manière à obtenir une pâte épaisse que l'on soumet au stérilisateur à vapeur.

Fruits, végétaux, blanc d'œuf. — On les stérilise dans le stérilisateur à vapeur. Le blanc d'œuf liquide est étalé sur des plaques et cuit dans le stérilisateur.

Sérum de sang. — Les flacons contenant le sérum sont placés dans la glace pendant vingt-quatre à trente heures. Le sérum surnageant le caillot est versé dans des tubes stérilisés au moyen d'une pipette. On introduit les tubes dans une étuve chauffée à 58° et on les y laisse pendant une heure. On répète l'opération du chauffage pendant six jours consécutifs, en élevant progressivement la température de l'étuve jusqu'à 60°. La stérilisation étant complète au bout de ce temps, on solidifie le sérum en chauffant les tubes entre 65° et 68°. Le sérum solidifié doit être solide, d'une couleur jaune paille et transparent. Il est employé pour obtenir des cultures du bacille de la tuberculose, de celui de la morve et de quelques autres micro-organismes qui se développent mieux quand on les cultive dans le sérum de sang solide.

Le liquide de l'hydrocèle et d'autres sérosités peuvent être préparés de la même façon.

Germes purs. — Pour arriver à posséder des germes purs, on peut suivre plusieurs méthodes.

On peut mettre à profit :

1° Les différences de la température la plus favorable au développement de certains microbes ;

2° L'inégale résistance des microbes ou des spores à l'influence de la chaleur. Les spores sont généralement plus résistantes à la chaleur que les micro-organismes qui leur ont donné naissance ;

3° La qualité d'aérobie ou d'anaérobie des microbes ;

4° L'inégale facilité de développement dans différents milieux ;

5° L'inégale vigueur de développement des divers microbes ;

6° La culture sur plaques produisant la résolution en colonies des microbes provenant de fluides, d'excréta ou de cultures artificielles. Cette dernière méthode, due à Koch, est de beaucoup la plus usitée.

Cultures en colonies sur plaques ou « plates cultures. » — Pour obtenir des colonies pures, on se sert avantageusement des piles à incubation de Gibier. A défaut de ces piles, on peut faire usage des chambres humides ordinaires. Les plaques de verre que l'on employait anciennement en les maintenant dans une position horizontale sont aujourd'hui remplacées par des verres de montre à surface plane. On les stérilise en les plaçant dans le stérilisateur à air chaud à 150°, ou en les passant plusieurs fois dans la flamme du bec de Bunsen. On prépare les chambres humides de ces piles en les nettoyant et en les lavant dans une solution de sublimé corrosif au millième. On coupe un morceau de papier filtre pour garnir le centre du godet ou de la cuvette si on emploie les chambres humides ordinaires et on le mouille avec la même solution. On procède alors à l'ensemencement des tubes d'essai contenant de la gélatine nutritive stérilisée et liquéfiée au bain-marie à 50°. A cet effet, on enlève d'une main le tampon d'ouate de fermeture d'un tube et de l'autre on l'ensemence rapidement au moyen d'une aiguille de platine ou d'une öse stérilisée que l'on a plongée préalablement dans une mixture de bactéries provenant de fluides, d'excréta ou de cultures artificielles. L'ensemencement se fait par un seul ou par plusieurs contacts successifs de l'öse plongée dans la mixture de bactéries. On procède aux atténuations de la culture en y plongeant une öse stérilisée avec laquelle on ensemence un second tube, qui sera la première atténuation et qui servira à son tour à faire de la même manière une seconde atténuation. Les tubes seront soigneusement fermés par leur tampon d'ouate stérilisée après chaque ensemencement. Le contenu de chaque tube étant versé sur un verre à culture et abandonné dans la chambre humide, les colonies se développent en un ou deux jours suivant la température de la chambre. La plaque originaire contiendra un très grand nombre de colonies qui, si les microbes liquéfient la gélatine, se mêleront rapidement. Avec la première atténuation, les colonies seront encore très nombreuses, tandis qu'avec la seconde atténuation les colonies seront isolées les unes des autres.

On peut encore ensemencer les verres à culture d'une manière plus simple ; on les couvre de gélatine nutritive stérilisée et liquéfiée et on laisse la gélatine se refroidir et se pendre en gelée dans la chambre humide. Avec une aiguille chargée de la matière que l'on doit ensemencer et qui est diluée à l'atténuation voulue, on trace plusieurs petits cercles sur la surface de la gelée. On peut par ce moyen ensemencer plusieurs organismes les uns à côté des autres.

On procédera d'une manière analogue pour les cultures sur pommes de terres stérilisées, sur végétaux, sur fruits, sur blanc d'œuf, sur agar-agar (*), etc., etc.

(*) L'agar-agar réussit moins bien que la gélatine dans les « plates-cultures. »

Les cultures devront toujours être replacées aussi rapidement que possible dans la chambre humide, la contamination par les germes qui circulent dans l'air, pouvant les corrompre facilement. Dans toutes ces opérations, les instruments seront toujours parfaitement stérilisés avant leur emploi. Les couteaux, les aiguilles et les öses se stérilisent en les chauffant au rouge dans la flamme d'un bec de Bunsen.

Examen microscopique des colonies. — Après avoir examiné les colonies dans leur ensemble, soit à la loupe, soit au microscope avec un très faible grossissement, on prélève une parcelle de colonie avec une öse ou avec une aiguille de platine, on la place sur un porte-objet dans une goutte d'eau stérilisée, on recouvre la préparation d'une lamelle et on examine les caractères morphologiques des organismes qui la constituent en se servant des meilleurs objectifs à immersion.

Cultures en tubes d'essai. — Lorsque l'on a reconnu qu'une colonie est pure on se sert de ses débris pour ensemencer des tubes d'essai contenant de la gélatine nutritive ou de l'agar-agar stérilisés. On peut encore faire servir à cet usage les autres colonies présentant tout à fait les mêmes apparences. L'ensemencement se fait en tenant le tube renversé et en piquant rapidement dans la gélatine prise en gelée une aiguille de platine stérilisée chargée de microbes de la colonie. On replace immédiatement le tampon d'ouate, on redresse le tube, et on l'abandonne au repos à une température convenable. On obtient ainsi des cultures pures qui peuvent servir à l'étude microscopique de la croissance des micro-organismes.

Préparations microscopiques. — Les micro-organismes se préparent en délayant dans une goutte d'eau distillée stérilisée placée sur une lamelle de verre une parcelle ou une goutte de culture que l'on veut monter en préparation. On laisse évaporer la goutte, soit à l'air libre, soit en la chauffant légèrement, puis on passe rapidement la lamelle trois ou quatre fois dans la flamme d'un bec de Bunsen, à l'effet d'y fixer les micro-organismes.

Coloration et montage des préparations. — Les colorations s'obtiennent ordinairement en faisant nager, pendant quelques minutes, la lamelle du côté recouvert par les micro-organismes à la surface d'une solution de rouge de fuchsine ou de violet de méthyle, contenue dans un verre de montre. On enlève l'excès de matière colorante en passant la lamelle dans de l'eau distillée et lorsqu'elle est sèche on la monte sur porte-objet dans une goutte de baume de Canada étendu de chloroforme ou dans un liquide conservateur approprié (solution d'acétate potassique en centième). On entoure finalement la lamelle d'une cellule de vernis au bitume de Judée.

Examen des tissus contenant des microbes. — On fait durcir les pièces à examiner dans l'alcool absolu et on en fait des coupes minces, soit à la main avec un rasoir ordinaire, soit au microtome après leur incorporation dans un bloc de paraffine ou de celloïdine en se conformant aux procédés indiqués dans le traité de technique microscopique du docteur Francotte, au chapitre des inclusions. Les coupes sont soumises ensuite aux procédés ordinaires de coloration simple, ou traitées pour la double coloration en employant les couleurs d'aniline pour teindre les bactéries et ensuite le picrocarminate ammonique ou l'iodure ioduré potassique pour colorer les tissus. Les coupes sont lavées dans l'alcool à 60° et ensuite montées en préparation d'après les méthodes ordinaires.

★★

Expériences sur les animaux vivants. — M. Koch dans le but de mettre en évidence la relation causale qui existe entre un microbe et une maladie ou pour étudier le mode d'action d'une bactérie pathogène inocule à un animal vivant (souris, cobaye, lapin, pigeon ou poulet) une culture pure des microbes en question. Les inoculations peuvent se faire par inhalation, par introduction des microbes avec la nourriture, par inoculations cutanées et sous-cutanées.

On recueille les micro-organismes chez les sujets vivants dans le pus des abcès, dans les produits des sécrétions, ainsi que dans les tissus. La virulence de certains d'entre eux peut décroître lorsqu'ils ont passé par des inoculations ou des ensemencements successifs qui constituent alors des atténuations. C'est sur ce principe que Pasteur a basé, pour certaines affections, sa méthode d'inoculations préventives.

Examen du sang. — Pour faire l'examen du sang d'une personne vivante, on lave le bout d'un doigt au savon et on le plonge dans une solution de sublimé. — Au moyen d'une ligature on produit la congestion veineuse et on pique avec une aiguille à coudre stérilisée. Avec la goutte du sang qui sort on fait les inoculations, les cultures et les examens nécessaires.

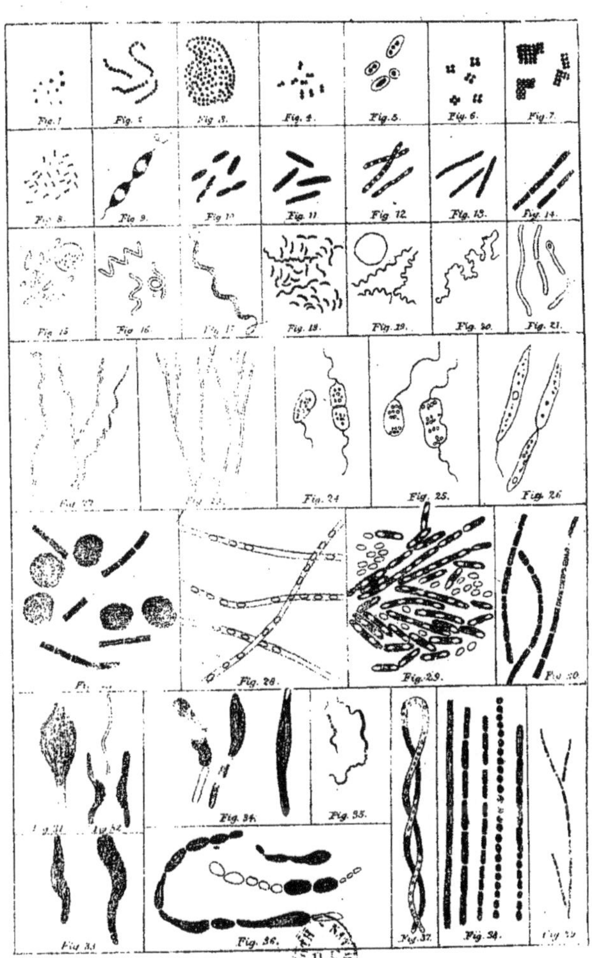

BACTÉRIES SCHIZOMYCÈTES.

SCHIZOMYCÈTES. — Planche V (*).

(*) Ex. Crookshank. *Bactériologie*, traduit de l'anglais, par M. Bergeaud.

1

ANALYSE ET DESCRIPTION DES GENRES ET DES ESPÈCES.

CLASSE DES CHAMPIGNONS.

Ordre I. — Schizomycètes (*).

Groupe I. — Monadées.

I. Genre Monas. — Cellules rondes, ovales ou cylindriques, simples ou unies en paires, parfois munies d'un flagellum deux fois aussi long que la cellule elle-même.

A. — *Formes dépourvues de flagellum.*

1. **M. crepusculum**, Ehrenbergh, Cohn, Flügge. — Diam. 2 μ environ. Cellules rondes ou légèrement ovales, simples ou en zooglœes s'observant dans les infusions végétales putréfiées.

2. **M. hœmorragicum**, Klebs. — Cellules sphériques se rencontrant dans l'hémophilie des nouveau-nés.

3. **M. vinosa**. — Diam. 2,5 μ. Cellules rondes ou ovales, souvent unies en paires et très peu mobiles. Protoplasme rouge pâle, parsemé de grains foncés. Cette forme s'observe dans les infusions végétales.

B. — *Formes munies de flagellum.*

1. **M. Okenii**. — 5 = 8 — 15 μ. Cellules cylindriques très mobiles à protoplasme rouge clair, parsemé de grains obscurs et munies d'un seul flagellum. Elles se rencontrent dans les eaux stagnantes.

(*) En ce qui concerne les Schizomycètes nous répétons ici ce que nous avons dit au commencement de cet ouvrage : la classification des Schizomycètes n'est que provisoire et imparfaitement établie. Nous avertissons nos lecteurs que beaucoup de formes qui peuvent être confondues morphologiquement sont peut-être des individus identiques quoique renseignés sous des noms différents. A défaut de classification naturelle, nous nous sommes basés dans notre analyse sur les caractères morphologiques des différentes formes se développant ordinairement dans des milieux déterminés. Dans une annexe, nous exposerons une division des bactéries basée, suivant M. Henninger, sur la nature des fermentations qu'elles engendrent.

   2. **M. Warmingii.** — $5-8=15\,\mu$. Cellules cylindriques à mouvements rapides et irréguliers. Protoplasme rouge pâle
contenant aux extrémités arrondies des grains d'un
rouge foncé. Chaque extrémité de la cellule est munie
d'un flagellum. Cette forme se rencontre dans les mêmes
milieux que le *M. vinosa*.

II. Genre SPIROMONAS. — Cellules hyalines se mouvant rapidement.

   1. **S. volubilis,** Perty. — Long. 15 à 18 μ. Cellules tournant autour
d'un axe longitudinal. Elles s'observent dans les eaux
des marais et dans les infusions en putréfaction.
   2. **S. Cohnii.** — 1 1/4 spirale. Cellules de la forme *Spirillum* ayant
les extrémités pointues et pourvues de flagellum.
On les rencontre dans les matières en voie de décomposition.

III. Genre RHABDOMONAS.

   1. **R. rosea.** — $3,5-8=20-30\,\mu$. — Cellules fusiformes douées de
mouvements lents et tremblants, munies à chaque
extrémité d'un flagellum; protoplasme rose très pâle
parsemé de grains foncés Elles se rencontrent dans les
eaux saumâtres.

IV. Genre PROTEUS, Hauser. — Les *Proteus* prennent naissance dans les infusions de viande putréfiée et ont été décrits comme pouvant affecter pendant leur existence l'aspect de cocci, de bactéries, de fuseaux et différentes formes d'involution. Cultivés sur la gélatine nutritive, ils la liquéfient.

   1. **P. vulgaris.** — Formes *Bactérie* de grandeur variable et activement mobiles.

2. **P. mirabilis.** — 0,4 à 0,9 μ. Cocci simples ou en zooglœes, parfois en tétrades, paires, chaînes, courts bâtonnets, etc.

3. **P. Zenkeri.** — Cocci de 0,4 μ simples, en zooglœes, ou en bâtonnets de 1,6 5 μ de longueur. Ils ne liquéfient pas la gélatine de culture, mais y forment une couche épaisse et blanche.

V. Genre Actinomyces, Crookshank. — Champignon parasite de l'actinomycose que l'on observe chez les animaux (*) et quelquefois chez l'homme (**). Il se présente en rosettes composées d'éléments en forme de poire ou de massues incolores ou teintées en jaune. Il peut se cultiver sur gélatine, sur agar-agar et sur sérum du sang.

Groupe II. — Micrococcées.

I. Genre Micrococcus. Caractères de la famille. Cocci en masses en chaînes ou isolés.

1. **M. pyogenes aureus,** Rosenbach. — Cocci simples ou en masses. Ils se développent en culture sur pomme de terre et liquéfient la gélatine. On les trouve dans le pus des furoncles et dans les abcès de fièvre puerpérale et d'ostémyélite aiguë.

2. **M. pyocyaneus,** Gessard (***). — Formes ellipsoïdes colorant en bleu le milieu nutritif. On les trouve dans le pus bleu des blessures et sur les bandages tachés par la suppuration.

3. **M. choleræ gallinarum.** — Diam. 2 à 3 μ. Cocci souvent unis en paires et présentant la forme d'un 8, sauf dans les

---

(*) Bollinger. *Centralbl. f. Med. Wiss.,* 1877.
(**) Israël. *Virchows archiv.,* vol. 74-78
(***) Gessard. *De la pyocyanine et de son microbe.* Paris, 1882.

tissus, où ils affectent la forme de bâtonnets de 2 à 3 μ de long. On les trouve dans le sang et les organes des poules mortes du choléra. Cultivés dans la gélatine nutritive, ils s'y développent en un mince fil grisâtre sans la liquéfier.

4. **M. prodigiosus** (*Champignon du lait rouge*). — Diam. 0,5 à 1 μ. Cocci se présentant sous forme de zooglœes de couleur rouge sang, les cocci eux-mêmes étant incolores. On les trouve quelquefois sur le pain, le riz bouilli, la pâte d'amidon, dans le lait et plus rarement sur le blanc d'œuf et la viande bouillie.

5. **M. septicémiæ** (*M. de la septicémie des lapins*), Koch. — Diam. 0,8 à 1 μ. Cocci ellipsoïdes se rencontrant dans les capillaires des différents organes des lapins et des souris après l'injection d'une infusion de viande putride.

6. **M. pyemiæ** (*M. de la pyémie des lapins*), Koch. — Diam. 0,15 à 0,25 μ. Cocci ronds, simples, unis en paires ou en zooglœes se formant dans les abcès provoqués chez les lapins par l'injection de sang décomposé.

7. **M. aurantiacus**, Schröter. — Diam. 1 μ, 5. Cocci simples, en paires ou en zooglœes formant sur les pommes de terre et le blanc d'œuf des taches d'un jaune orangé.

8. **M. chlorinus**, Cohn. — Cocci en zooglœes granulaires formant sur le blanc d'œuf et sur les solutions nutritives une couche d'un vert jaunâtre.

9. **M. violaceus**, Schröter. — Diam. 1 μ et plus. Cocci elliptiques formant des taches gélatineuses d'un bleu violacé sur les pommes de terre bouillies exposées à l'air.

10. **M. luteus**, Schröter. — Diam. 1 μ et plus. Cocci très réfringents, formant des taches jaunes sur les pommes de terre bouillies et une épaisse peau jaune et ridée à la surface des liquides nutritifs.

11. **M. fulvus**, Cohn. — Diam. 1 μ, 5. Cocci ronds souvent associés en paires. Vus en masse, ils sont colorés en rouge. On les trouve sur le crottin de cheval où ils apparaissent sous forme de gouttes coniques.

12. **M. hœmatodes**, Zopf. — Cocci formant une couche rouge quand on les cultive sur le blanc d'œuf bouilli. Ils ont été observés dans la sueur humaine, principalement dans celle de l'aiselle.

13. **M. amylivorus**, Burill. — Diam. 1—1,4 = 0,7 μ. — Cellules simples, en paires et plus rarement en tétrades, entourées d'une abondante gelée. Elles ont été décrites comme produisant la *nielle rouge* (fire-blight) sur les poiriers, etc.

14. **M. candidus**. — Décrit par Cohn comme formant des points et des espaces blancs sur les tranches de pommes de terre cuites.

15. **M. cyaneus**, Cohn (*Bacterium cyaneum*, Schröter). — Cellules elliptiques produisant des taches de couleur bleue intense sur les pommes de terre.

16. **M. endocarditicus**, Klebs. — Diam. 0,5 à 1 μ. — Cocci en chaînes se développant sur les valves altérées et dans les détritus des ulcères de l'endocardite ulcéreuse.

17. **M. indicus**, Koch. — Cellules rondes se développant sur la pomme de terre stérilisée et y formant une couche d'un rouge vermillon. Elles liquéfient la gélatine nutritive.

18. **M. insectorum**, Burill. — Long. 0,7—1 = 0,55 μ. Cellules ovales, simples, en paires ou en zooglœes. Elles ont été trouvées dans les organes digestifs de la « punaise de Chinche » (*Blissus leucopterus*).

19. **M. ovatus**, Lebert (*Panhistophyton ovatum*, *Nosema bombycis*, *Corpuscules du ver à soie*). — Diam. 2—3 μ. Cocci ovales, hyalins, simples, en paires ou en masses. Ce sont eux qui déterminent *la pébrine* des vers à soie.

20. **M. septicus**, Cohn (*Microsporon septicum*, Klebs). — Diam. 5 μ. Cellules rondes, simples, en chaînes ou en zooglœes. Elles se rencontrent dans les exsudations catarrhales et, en général, dans toutes les inflammations purulentes.

21. **M. toxicatus**, Burill. — Diam. 0 μ 5. Cellules rondes ou en paires, que l'on rencontre dans les macérations de *Rhus toxicodendrum*. On leur a attribué l'inflammation produite par le poison de la plante.

22. M. de la coqueluche. — Cocci elliptiques, dans les expectorations.

23. M. de la fermentation mucoïde, Pasteur. — Diam. 2 μ. Cocci globulaires de la fermentation du vin et de la bière (*vin filant, bière malade*).

24. M. de la fièvre jaune, Cornil et Babès. — Diam. 0,6 à 0,7 μ. Cocci trouvés dans la rate et le rein dans le cas de fièvre jaune.

25. M. de la fièvre puerpérale. — Cocci en zooglœes et quelquefois en chaînes dans tous les organes affectés.

26. M. de la gangrène. — Cocci, ovales et ronds, en zooglœs dans la profondeur des tissus gangrenés.

27. M. de la méningite. — Cocci simples ou en paires dans l'exsudation de la méningite cérébro-spinale.

28. M. de la rougeole. — Cocci ronds, simples ou en paires dans les exsudations catarrhales, dans les papules et dans les capillaires.

29. M. de la scarlatine. — Dans les crachats, dans le sang et dans les tissus ulcérés de la gorge.

30. M. de la septicémie consécutive au charbon, Charvin. — Micrococci dans les reins des lapins morts du charbon.

31. M. de la rougeole du porc, Pasteur. — Cocci, diplococci, chaînes et zooglœes dans le sang du porc atteint de rougeole. L'inoculation du virus atténué protége contre un virus violent.

32. M. du typhus. — Cocci en masses, et micrococci haltériformes, très mobiles dans le sang et dans les lymphatiques du cœur.

II. Genre STAPHYLOCOCCUS. Cocci se développant dans le pus.

1. S. pyogenes citreus, Passet. — Cocci simples, en paires ou en zooglœes formant une croissance d'un jaune citron. On les rencontre fréquemment dans le pus.

2. S. cereus albus, Passet. — Cocci du pus formant une croissance blanche analogue aux gouttes de cire, sur la gélatine nutritive.

5. **S. cereus flavus**, Passet. — Cocci du pus formant une croissance
blanche devenant d'un jaune citron.

III. Genre STREPTOCOCCUS. Cocci en chaîne ou chapelet.

1. **S. bombycis**, Béchamp (*Microzyma bombycis*). — Diam. 0,5 μ.
Cocci ovales, simples, en paires ou en chaînes se développant dans le suc gastrique des vers à soie atteints
de *flacherie* (*Maladie des morts blancs*, *flacidezza*,
Schbaffsucht.)
2. **S. diphtericus**. — Diam. 0,35 à 1 μ. Cocci ovales, simples, en
paires ou en chapelets et en masses sphériques ou
cylindriques dans les membranes de la diphtérie.
3. **S. erysipelatis**. — Diam. 0,3 à 0,4 μ. Cocci très petits et en
chaînes dans les exsudations érysipélateuses.
4. **S. perniciosus**, Wolf. (*Maladie du perroquet, Parrot disease*). —
Cocci simples et en chaînes dans les abcès aigus.
5. **S. vaccinæ**. Chauveau, Cohn. — Diam. 0 μ, 5. Cocci simples, en
paires, en chaînes longues ou courtes et en colonies
dans la lymphe fraîche de la variole humaine, de celle
de la vache et de la vraie petite vérole. Ils sont le principe actif du vaccin.

IV. Genre Ascococcus. Cocci en pellicules.

1. **A. Billrothii**. — Cocci globuleux unis en colonies caractéristiques et formant une peau à la surface des liquides
nutritifs. Ils transforment le tartrate acide d'ammoniaque en acide butyrique.

Groupe III. — Bacillées.

Analyse des genres.

I. Cellules courtes ou bâtonnets, isolés, en petits
amas ou en familles gélatineuses . . . . **Bacterium.**
II. Cellules à spores, de la forme *Micrococcus*. . **Leuconostoc.**

III. Bâtonnets courts, articulés, s'unissant pour
    former des filaments droits ou tordus. For-
    mation de spores dans les bâtonnets . . .   **Bacillus**.
IV. Mêmes caractères que le genre *Bacillus*, les
    spores se formant dans des cellules ou bâton-
    nets d'une grosseur caractéristique . . .   **Clostridium**.

I. Genre Bacterium.

1. **B. aceti.** — Bâtonnets longs et courts, s'unissant pour former des
filaments et des masses de zooglœes. Microbe de la
transformation de l'alcool en acide acétique.

2. **B. Pasteurianum.** — Formes du précédent, mais se colorant en
bleu avec l'iode. On les trouve dans le moût de la bière.

3. **B. bruneum**, Schröter. — Bâtonnets mobiles produisant une couleur brune dans les infusions de maïs en décomposition.

4. **B. decalvans**, Thin. — Bâtonnets de 1 μ, 5 de long. se rencontrant dans les racines des cheveux dans les cas d'*Alo-
pecia areata*.

5. **B. ureæ** (*Micrococcus ureæ*), Cohn. — Diam. 1,25 à 2 μ. Cocci
simples ou en chaînes, et ensuite bâtonnets, ce qui fait
supposer une espèce polymorphe, formant des zooglœes après 14 jours de culture. Ils sont les agents de
la fermentation urinaire ammoniacale.

6. **B. Termo**, Dujardin. — Cellules courtes, oblongues, haltériformes,
à contenu foncé, très mobiles et munies d'un flagellum
à chaque extrémité se développant dans toutes les
substances animales en décomposition et particulièrement sur un morceau de viande conservé sous l'eau
dans une pièce chaude.

7. **B. Zopfii**, Kurth. — Formes polymorphes passant des cocci aux
bâtonnets et filaments. On les a observés dans l'intestin
des poulets.

8. **B. merismopedioïdes**, Zopf. — Bâtonnets courts et longs unis
en filaments, et cocci groupés en 64 $\times$ 64 cellules,
observés dans l'eau contenant des matières putrescibles. (River Panke).

9. **B. pneumoniæ crouposæ**. — (Planche I, fig. 5. — (*Micrococcus Friedländer*).—Cocci simples ou multiples, ellipsoïdes ou ronds, encapsulés dans une cellule gélatineuse rencontrés dans les exsudations de la pneumonie.

10. **B. Pflugeri**, Ludwig. — Bâtonnets unis en filaments formant très souvent des zooglœes. On leur a attribué la phosphorescence produite sur le poisson et la viande putrides.

11. **B. ianthinum**, Zopf. — Bâtonnets formant des taches d'un violet intense sur des morceaux de vessie de porc flottant à la surface de l'eau.

12. **B. synxanthum**, Ehrenberg (*Bactérie du lait jaune*). — Forme se rapprochant du *B. Termo* produisant une couleur jaune dans le lait qui devient d'abord acide et ensuite fortement alcalin. La couleur jaune de ce bacterium est soluble dans l'eau.

13. **B. diphtericum**. — Bâtonnets deux fois plus longs que larges vivant avec le *Streptococcus diphtericus*.

14. **B. fœtidum**, Thin. — Formes cocci, leptotrix, bâtonnets courts et longs pourvus de spores, observés dans la sueur des pieds. (Voir *Bacillus saprogenes*.)

15. **B. fusiforme**, Warming. — Cellules en forme de fuseau de 2,5 μ de longueur observées en couches spongieuses à la surface de l'eau de mer.

16. **B. littoreum**, Warming.— Cellules ellipsoïdes, simples, de 2 à 6 μ de longueur, dans l'eau de mer.

17. **B. hyacinthi**, Wakker. — Cellules haltériformes observées dans la viscosité jaune du bulbe de la jacinthe malade.

18. **B. lactis**. — Long. 1,5 à 3 μ. Cellules très mobiles, disposées en filaments et colonies. Elles prennent naissance dans le lait, dont elles convertissent le sucre élémentaire en acide lactique par fermentation.

19. **B. lineola**. (Planche I, fig. 10). — Cellules haltériformes de 8 μ, de longueur maxima, à contenu très réfringent, pourvues d'un flagellum se rencontrant dans l'eau de puits et dans l'eau stagnante.

20. **B. Navicula**, Reinke et Berthold. — Cellules fusiformes ou ellipsoïdes mobiles ou inertes observées sur les pommes de terre pourries.

21. **B. violaceum.** Bergonzini. — Cellules haltériformes de 2 à 3 μ de longueur observées sur le blanc d'œuf qu'elles colorent en violet.

II. Genre LEUCONOSTOC.

1. **L. mesenteroïdes**, Cienkowski (*Gomme de sucrerie*). — Cellules simples, en chaînes ou en zooglœes, entourées d'une enveloppe gélatineuse épaisse et formant des spores rondes ou ellipsoïdes de 1,8 à 2 μ de diamètre, à épispore épaisse et à contenu brillant. Les masses de zooglœes sont de consistance presque cartilagineuse, adhèrent entre elles et présentent une structure ressemblant au frai de la grenouille. Cette forme se rencontre parfois dans le jus de betterave et les mélasses qu'elle transforme en masses gélatineuses en moins de douze heures, tant son développement est rapide (*).

III. Genre BACILLUS.

A. — *Formes non pathogènes.*

1. **B. acidi lactici.** — Filaments composés de bâtonnets de 1 à 2,8 μ de longueur pourvus de spores se trouvant avec le *Bacterium acidi lactici* dans le lait aigre.

2. **B. caucasicus**, Kern. — Bâtonnets formant une spore à chaque extrémité, rencontrés dans le kephir, boisson préparée en Russie avec le lait de vache.

3. **B. cyanogenus**, Fuchs. (*Bacterium syncyanum; Bacille du lait bleu.*) — Bâtonnets simples, en paires ou en chaînes de 2,5 à 3,5 μ de longueur, se développant dans le lait et lui communiquant une couleur bleue particulière. Lorsque le lait devient acide et qu'il s'y forme en même temps des *B. acidi lactici*, il prend une couleur bleue intense.

(*) VAN TIEGHEM. *Sur la gomme de sucrerie, Ann. Sc. Nat.* 1879.

4. **B. dysodes**, Zopf (*B. panificans*, Laur). — Formes cocci, bâtonnets longs et courts, et spores se développant dans le pain et lui communiquant une odeur particulière en même temps qu'il devient gras et impropre à la consommation.

5. **B. erythrosporus**, Cohn. — Filaments composés de bâtonnets à spores, formant une pellicule sur les solutions d'extrait de viande.

6. **B. figurans**. — Formes caractéristiques se développant dans les cultures exposées à l'air et présentant des dessins de différentes formes avec sinuosités visibles d'où s'échappent des filaments, ou formant des lignes parallèles et contournées.

7. **B. Fitzianus**, Zopf. — Formes cocci et filaments à bâtonnets courts et longs pourvus de spores. Ce bacille détermine une fermentation alcoolique dans l'extrait de viande additionné de glycérine. Il a été observé dans l'infusion de foin.

8. **B. fluorescens**. — Bâtonnets produisant une fluorescence verte dans l'agar-agar nutritive.

9. **B. Hansenii**, Rasmussen. — Bâtonnets de 2,8 à 6 μ formant une peau jaune blanchâtre dans les infusions de malt, ainsi que dans le bouillon et dans le vin maintenus à une température de 31 à 33° C.

10. **B. megaterium**, De Bary. — Grands bâtonnets atteignant jusqu'à 2,5 = 12 μ, légèrement courbés, observés sur le chou bouilli.

11. **B. ruber**, Franck. — Petits bâtonnets observés sur le riz bouilli qu'ils colorent en rouge brique.

12. **B. saprogenes**, Rosenbach. — Bâtonnets observés sur le sérum du sang, dans un cas de sudation excessive des pieds et sur de la moelle putride dans le cas de fracture compliquée. En culture, ce bacille exhale une odeur putride caractéristique rappelant celle des restes de cuisine en décomposition.

13. **B. subtilis** (*Bacille du foin*). — Bâtonnets mobiles, pourvus d'un flagellum à chaque extrémité, et s'unissant en filaments dont les articles ont 6 μ de longueur et forment des spores. Ils existent dans toutes les décoctions de foin.

14. B. tremulus. — Bâtonnets plus courts et plus minces que les précédents, à spores placées latéralement et plus épaisses que le bacille. Ils forment une peau visqueuse épaisse dans les infusions des plantes en décomposition.

15. B. tumescens, Zopf. — Formes cocci et bâtonnets formant des disques blanchâtres gélatineux sur les tranches de carottes bouillies.

16. B. Ulva, Cohn. — Formes cocci et bâtonnets à spores ellipsoïdes, unis en filaments observés sur les œufs pourris.

17. B. des pommes de terre. — Bâtonnets formant un voile ridé brun sur les pommes de terre de culture imparfaitement stérilisés.

18. B. du jequirity, Sattler. — Bâtonnets observés dans les infusions de *Jequirity*. On leur a attribué l'ophtalmie que produit l'infusion des semences de *Jequirity*.

B. *Formes pathogènes.*

1. B. alvei, Cheshire et Cheyne. — Bâtonnets variant de dimension et formant de larges spores ovales. Ils produisent la maladie des abeilles connue sous le nom de « foulbrood. »

2. B. anthracis (*) (*Bactérie du charbon, pustule maligne*). — Formes en bâtonnets de 5 à 20 µ de longueur et en filaments composés de bâtonnets et de cocci. On les trouve en abondance dans le sang de la rate des animaux morts du charbon. Ces bacilles sont des éléments de contagion redoutables pour les animaux et pour l'homme. Chez les animaux la maladie qu'ils provoquent est connue sous le nom vulgaire de sang de rate (splenic fever), chez l'homme l'infection qui se produit par l'inhalation des spores et par inoculations directes par suite de plaie est désignée sous le nom de « pustule maligne » ou « maladie des trieurs de laine. »

3. B. leprae, Hansen. — Bâtonnets plus ou moins mobiles de 4 à 6 µ de longueur, possédant parfois des spores ovales brillantes.

(*) PASTEUR. *Compte rendu,* 1861; *Bulletin de l'Académie de médecine,* 1880, et *Revue scientifique,* 1883.

5. **B. mallei** (*Bacille de la morve*). — Petits bâtonnets dans les no-
dules de la muqueuse nasale, dans le poumon, la rate,
le foie et d'autres organes encore des chevaux et des
moutons atteints de morve.

5. **B. malariæ**, Klebs (*Bacille de la fièvre intermittente*). — Filaments
tordus formés de bâtonnets de 2 à 7 μ de longueur;
spores se formant au centre ou à l'une des extrémités
des bâtonnets. On les rencontre dans les urines des
personnes atteintes de fièvre intermittente.

6. **B. œdematis maligni**, Koch. (*Septicémie de Pasteur*). — Bâtonnets de 3,5 μ de longueur disposés en paires et arrondis
à leurs extrémités. Ces bacilles sont très répandus;
on les rencontre dans la terre arable du sol, dans la
poussière du foin, dans les liquides putrescibles et
surtout dans le corps des animaux asphyxiés qu'on
laisse décomposer.

7. **B. pyogenes fœtidus**, Passet. — Petits bâtonnets en paires ou
en chaînes existant parfois dans le pus. Inoculés,
ils produisent des abcès ou la mort par septicémie.

8. **B. septicus**, Klein. — Bâtonnets immobiles, variant de dimension
et formant des filaments en forme de leptotrix. On les
rencontre dans le sang en putréfaction et dans le sang
des vaisseaux de l'homme et des animaux, après la
mort.

9. **B. tuberculosis**, Koch. — Long. 2,4 et parfois 8 μ. Ces bâtonnets
sont très minces, droits ou courbés, et arrondis à leurs
extrémités. Ils se présentent isolés, en paires ou en
faisceaux. Souvent aussi ils affectent un aspect perlé.
On les trouve dans les tissus, dans les crachats, dans
le sang et dans l'urine des tuberculeux; les cellules
géantes des tubercules en sont tapissées. On leur suppose des spores.

10. **B. typhosus**, Eberth (Bacille de la fièvre typhoïde). — Bâtonnets
formant des filaments qui atteignent jusqu'à 50 μ de
longueur, ou bâtonnets courts, quelquefois rétrécis dans
le milieu ou encore en voie de formation de spores.

11. B. de la diarrhée cholériforme, Klein. — Bâtonnets de 5 à 9 μ de longueur, simples ou en chaînes de deux, pouvant former des spores. Dans les cas de diarrhée cholériforme, résultant de l'ingestion de viandes insalubres on trouve ces bacilles dans le sang, dans les liquides de sécrétion et surtout dans les capillaires des glomérules du rein.

12. B. de la septicémie de l'homme, Klein. — Bâtonnets simples ou en chaînes, de 1 à 2,5 μ de longueur, en masses continues dans les capillaires et les petites veines.

13. B. de la septicémie gangreneuse, Arloing et Chauveau. — Courts bâtonnets à spores observés autour des blessures dans la septicémie gangreneuse et considérés comme la cause de la gangrène.

14. B. de la stomatite ulcéreuse du veau, Lingard et Balt. — Bâtonnets de 4 à 8 μ ou plus de longueur, munis souvent de spores, observés dans les ulcérations de la langue ou dans la membrane muqueuse buccale des veaux.

15. B. de la syphilis, Lustgarten. — Bâtonnets ressemblant aux bacilles de la lèpre et de la tuberculose trouvés dans des cellules épithéliales, dans les écoulements des lésions primaires et dans les affections héréditaires de gommes tertiaires.

16. B. du rhinosclérome, Cornil et Alvarez. — Courts bâtonnets de 1,5 à 3 μ de longueur, entourés de capsules ovoïdes pouvant s'unir, se fusionner et renfermer un certain nombre de bâtonnets. Ils ont été observés dans les coupes d'une tumeur de *rhinosclérome* développée sur les lèvres.

17. B. du rouget du porc. — Voir *Micrococcus de la rougeole du porc.*

IV. Genre Clostridium. — Bâtonnets fertiles renflés et plus grands que les stériles.

1. C. butyricum, Prasmowski (*Bacillus amylobacter*, Van Tieghem; *Bacillus butyricus*). — Bâtonnets de 5 à 10 μ ressemblant au *Bacillus subtilis* dont on ne peut pas toujours les distinguer. Ils se réunissent en longs filaments non joints et sont activement mobiles; parfois aussi ils se présentent en zooglœes. Spores ellipsoïdes se formant à l'extrémité des longs et parfois des courts bâtonnets. Cette forme agit comme ferment anaérobie et se développe facilement dans les racines charnues, les vieux fromages, la choucroute, le lait, les solutions de sucre, de dextrine et d'amidon. Elle est l'agent de la fermentation butyrique de l'acide lactique contenu dans le lait, et de la maturation du fromage.

2. **C. polymyxa**, Prasmowski. — Filaments composés de bâtonnets de longueur variable, formant une peau à la surface des solutions nutritives de culture. Ils se développent très bien sur les racines bouillies et particulièrement sur les bettes.

3. **C. du charbon symptomatique** (*Symptomatic anthrax*). — Bâtonnets fertiles contenant une spore brillante moins nombreux que les bâtonnets stériles. Leur grande mobilité les distingue des *Bacilles du Charbon*. Ils sont les agents pathogéniques de la maladie charbonneuse connue sous le nom de *Charbon symptomatique*.

Groupe IV. — Myconostocées.

I. Genre Myconostoc. — Filaments enfermés dans des masses gélatineuses rondes.

1. **M. gregarium**, Cohn. — Filaments ténus, incolores et inarticulés, formant des masses gélatineuses de 10 à 17 μ de diamètre. Ils se présentent en gouttes visqueuses sur l'eau contenant des algues en voie de décomposition.

Groupe V. — Leptotrichées.

Analyse des genres.

I. Filaments non joints, subdivision des cellules
continue . . . . **Phragmidiothrix.**

II. Filaments parfois articulés, subdivision des
cellules non continue . . . . **Leptothrix.**
III. Filaments toujours articulés . . . . . . **Crenothrix.**

I. Genre PHRAGMIDIOTHRIX.

1. P. multiseptata. — Filaments séparés transversalement par des
solutions de continuité. On les rencontre dans l'eau
de mer attachés aux crabes (*Gammarus locusta*).

II. Genre LEPTOTHRIX.

1. L. buccalis, Robin. — Filaments longs, minces et incolores, unis
en faisceaux ou feutrés, accompagnés de cocci et
de bâtonnets. Ils se rencontrent dans la bouche et
principalement dans la matière qui recouvre la base
des dents. Ils prennent parfois une forme spiralée.
Dans un milieu très peu acide ils se colorent par l'iode.

2. L. gigantea, Miller. — Longs et courts bâtonnets formant des
filaments qui peuvent prendre la forme de spirales.
On les a observés dans les dents malades des chiens,
des chats et d'autres animaux.

3. L. Foersteri (*Cladothrix Foersteri, Streptothrix Försteri*, Cohn).
— Filaments tordus en spirales irrégulières et rami-
fiées rencontrés en masses feutrées dans le canal lacry-
mal de l'œil humain.

4. L. parasitica (*Leptothrix ochracea, Cladothrix dichotoma*, Cohn).
— Filaments non articulés, droits, parfois en spirales
irrégulières avec de fausses ramifications. Ils se forment dans les eaux stagnantes et dans les infusions
d'algues en décomposition à la surface desquelles ils
forment des touffes et des masses flottantes.

5. L. natans (*Sphærotilus natans*). — Filaments composés de cellules de 4 à 9 μ de longueur unis dans une enveloppe gélatineuse. On leur attribue une fausse ramifica-
tion. Ils ont été observés dans les eaux courantes et
dans les eaux tranquilles sous forme de flocons flot-
tants d'une couleur blanche, jaune, rouille ou brune.

III. Genre CRENOTHRIX.

1. **C. Kuhniana**, Rabenhorst. — Filaments en forme de massue à leur extrémité, incolores, mais formant des colonies qui étant imprégnées d'oxyde de fer se colorent en rose, vert, brun ou noir. Observés dans les puits en petites touffes blanches ou brunâtres et dans les tuyaux de conduite d'eau qu'ils peuvent obstruer.

Groupe VI. — Spirillées.

Analyse des genres.

I. Filaments en forme de tire-bouchons formés de bâtonnets et parfois de bâtonnets et de cocci. Formation des spores encore peu connue. . . **Spirillum.**

II. Cellules cylindriques arrondies aux extrémités et pouvant former des spores ; elles prennent la forme de tire-bouchons ou simplement de gros et longs bâtonnets droits ou courbés . . . . **Vibrio.**

1. Genre SPIRILLUM.

1. **S. attenuatum**, Warming. — Filaments très atténués aux extrémités composés ordinairement de 3 tours en spirale. On les trouve dans les eaux saumâtres.

2. **S. tenue**, Ehbg. — Filaments très minces comprenant de 1 à 3 spirales, et une longueur totale de 4 à 15 μ. Formes très mobiles, se montrant souvent en essaims feutrés dans les infusions végétales.

3. **S. undula**, Müller. — Filaments mobiles ayant un flagellum à chaque extrémité se rencontrant dans les infusions végétales.

4. **S. volutans**, Ehrenbergh. — Filaments de 25 à 30 μ de longueur se terminant en pointes arrondies. Chaque extrémité est munie d'un flagellum. Ils se rencontrent dans diverses infusions et dans l'eau des marais.

5. **S. serpens**, Müller (*Vibrio serpens*). — Filaments de 11 à 28 μ de longueur avec trois ou quatre spirales. Ils sont très mobiles et abondent dans les liquides stagnants.

6. **S. violaceum**, Warming. — Filaments violets en forme de croissant et munis d'un flagellum. Observés dans diverses infusions végétales.

7. **S. sanguineum**, Cohn (*Ophidomonas sanguinea*). — Filaments rouges formés de 2 à 2 1/2 spirales, chacune de 9 à 12 μ, et munis d'un flagellum aux extrémités. On les a trouvés dans l'eau saumâtre contenant des substances putrescibles.

8. **S. Rosenbergii**, Warming. — Filaments en spirales de 4 μ de longueur, contenant des granules jaunes hyalins. Dans les eaux saumâtres.

9. **S. roscaceum**, Klein. — Même forme et même habitat que le *Spirillum undula*, mais de couleur plus rougeâtre.

10. **S. leucomelaneum**, Koch. — Forme à articles alternativement foncés et transparents observée dans l'eau qui couvre les algues en décomposition.

11. **S. Finklerii** (*Comma-bacillus du choléra nostras*). — Bâtonnets et spirilles liquéfiant rapidement la gélatine nutritive. Formes pathogènes observées dans les matières excrémentitielles dans le cas de choléra nostras.

13. **S. choleræ Asiaticæ** (*Comma-bacillus*), Koch. — Bâtonnets courbes appelés *commas*, *spirilles et filaments*. Les commas paraissent isolés, ou attachés l'un à l'autre de manière à former des S ou de plus longues formes de tire-bouchon, ils sont très mobiles. Cultivés sur gelée nutritive, ils s'enfoncent en formant une petite excavation au centre de laquelle on reconnaît parfaitement la colonie; la liquéfaction se produit très lentement. Ces formes qui se montrent dans les excréments des personnes atteintes de choléra, sont détruites par la sécheresse et par les antiseptiques. On leur a attribué des spores.

II. Genre Vibrio.

1. **V. rugula**, Müller. — Crookshank (*) définit ainsi cette espèce :
« Bâtonnets et filaments de 1 à 16 μ de longueur et
d'environ 0,5 à 2,5 μ d'épaisseur. Les bâtonnets sont
ou simplement courbés ou en spirales prononcées. Ils
portent un flagellum à chaque extrémité. On trouve
des bâtonnets en masse pendant la décomposition;
ils se développent en filaments courbés en tire-bouchon.
A la phase suivante de leur développement, les bâtonnets cessent de se mouvoir et sont gonflés par un
contenu granulaire. Les bâtonnets se renflent à une
extrémité et ressemblent à une épingle. La spore formée
par la contraction du plasma dans l'extrémité enflée,
finit par devenir globulaire. Les vibrions apparaissent
dans les infusions végétales et y déterminent la fermentation de la cellulose. »

2. **V. urinæ**, A. Denaeyer (**). — Forme semblable à la précédente
mais dépourvue de flagellum et peu mobile. Nous
l'avons observée dans l'urine humaine pathologique
putréfiée.

3. **V. serpens** (*Spirillum serpens*), Müller. — Filaments de 11 à 28 μ
de longueur avec 3 ou 4 spirales et activement mobiles.
Ils abondent dans les liquides stagnants.

Groupe VII. — Spirochætées.

Genre Spirochæte.

1. **S. plicatile**, Ehrenberg (*Spirillum plicatile*). — Filaments à spirales étroites de 110 à 125 μ de longueur. On les rencontre en été dans l'eau des marais et dans les liquides
contenant des algues en décomposition. En culture, ils
se transforment en bâtonnets et en cocci.

(*) *Manuel pratique de bactériologie.* — Traduction de Bergeaud.
(**) *Tableau séméiotique de l'urine humaine,* par l'auteur.

2. **S. Obermeieri** (*Spirillum Obermeieri*; Cohn : *Spirille de la fièvre
   intermittente*). — Filaments à spirales régulières, de 16
   à 40 μ de longueur, se mouvant avec des ondulations
   caractéristiques. Observés dans le sang des personnes
   atteintes de fièvre intermittente.

Groupe VIII. — Méristées.

Genre MERISMOPEDIA. — Caractères de la famille.

1. **M. gonorrhœæ** (*Coccus de la gonorrhée*). — Cellules de 0,83 μ
   de diamètre, simples en paires ou en tétrades. On les
   rencontre adhérantes aux leucocytes de pus dans les
   cas de gonorrhée. Elles sont pathogènes.
2. **M. tetragonus.** — Cellules de 1 μ de diamètre en tétrades et
   entourées par une capsule hyaline. Ces formes qui
   sont également pathogènes se rencontrent dans les crachats des phtisiques et dans les parois des cavités tuber-
   culeuses.

Groupe IX. — Sarcinées.

Genre SARCINA. — Caractères de la famille.

1. **S. hyalina**, Kutzing. — Cellules de 2,5 μ de diamètre, réunies en
   familles de 4 à 24 individus. Observées dans l'eau des
   marais.
2. **S. litoralis**, Oersted. — Cellules de 1 à 2 μ de diamètre, réunies en
   familles pouvant comprendre jusqu'à 64 groupes de
   quatre. Observées dans l'eau de mer contenant des
   matières putrescibles.
3. **S. Reitenbachii**, Caspary. — Cellules atteignant jusqu'à 4 μ,
   groupées par 4, 8, 16 et même plus. On les trouve dans
   les plantes aquatiques pourries.
4. **S. lutea.** — Cellules simples, en paires, en groupes de quatre ou
   en paquets, se rencontrant accidentellement dans l'air.

5. **S. urinæ**, Welker. — Petites familles de 8 à 64 cellules, rondes, très petites. Se trouvent dans la vessie.

6. **S. intestinalis**, Zopf. — Cellules en groupes de 4 ou 8 de forme très régulière. On les trouve dans le canal intestinal et dans le cœcum des volailles, particulièrement chez les poulets et les dindons.

7. **S. ventriculi**, Goodsir. — Cellules rondes de 4 μ de diamètre, réunies par quatre ou par multiples de quatre et formant des cubes ou paquets à coins arrondis. On les rencontre dans l'estomac de l'homme et des animaux et parfois dans les matières vomies.

SCHIZOMYCÈTES.

INDEX ALPHABÉTIQUE DES GENRES.

DIVISION DES SCHIZOMYCÈTES

CONSIDÉRÉS COMME FERMENTS.

Les Schizomycètes ferments peuvent se grouper d'après la nature des fermentations qu'ils engendrent. Dans cette annexe nous analyserons successivement les formes qui se développent dans les fermentations par hydratation, par réduction, par oxydation et par dédoublement, en tenant compte de la nature des composés fermentescibles et de la nature des réactions observées.

I. — FERMENTATIONS PAR HYDRATATION.

1. Fermentation de l'urée, Pasteur et Van Tieghem ; Jaksch ; Musculus ; Pasteur et Joubert ; Miquel. — Ferments constitués par :

1° *Micrococcus ureæ*, Cohn (*Torula urinæ*, Pasteur et Van Tieghem). — Globules sphériques mesurant 1,5 μ, diplococci ou chaînes. Le *M. ureæ* est polymorphe (Jachsch). 24 heures après l'ensemencement il forme des bâtonnets mesurant $2-3 = 0,5$ μ présentant les indices de 1 ou 2 étranglements. Après 48 heures le microbe est en cellules rondes, moniliformes et au bout de quinze jours les cellules sont réunies en amas zoogléens. Le *M. ureæ* existe dans toutes les urines devenues ammoniacales, la température la plus favorable à son développement est de $30-35°$. Il est aérobie et ne se développe que dans les liquides contenant des sels de potasse, de soude et de magnésie, des phosphates et surtout des substances azotées (*urée, oxamate de sodium, ammoniaque*) et des substances capables de lui fournir du carbone (*glycocolle, créatine, hippurates, peptones*, etc.). L'urine est un liquide qui suffit à ces multiples besoins.

2° *Bacillus ureæ*, Miquel. — Bâtonnets très grêles, mobiles, isolés ou réunis au nombre de 2, 3, 4, mesurant $0,7 - 0,8 = 5 - 6\ \mu$. Formes anaérobies se résolvant à la fin de leur vie en spores brillantes, elliptiques, pouvant résister pendant plusieurs heures à une chaleur humide de 95 — 96°. Ce ferment est moins répandu que le *M. ureæ*, mais il est facile de se le procurer en ajoutant à l'urine neutre stérilisée quelques gouttes d'eau d'égout portée pendant deux heures à une température de 80 — 90° qui détruit les micrococcus moins résistants à la chaleur. Ces deux ferments bactériens opèrent la transformation de l'urée en carbonate d'ammoniaque. Ils agissent en donnant naissance à une diastase urinaire découverte par M. Musculus, laquelle ne serait qu'un produit de sécrétion des ferments urinaires. Sans microbes donc, pas de ferment soluble et par conséquent pas de fermentation ammoniacale (*).

2. Fermentation putride. — Les schizomycètes, acteurs de la fermentation putride, forment un ensemble d'espèces très multiples. Au début de la fermentation putride il se dégage surtout de l'acide carbonique et de l'hydrogène à volumes à peu près égaux. A ce moment les acides contenus dans la liqueur ont une odeur plutôt butyrique que putride et le milieu reste acide. Ce phénomène initial de la fermentation putride qui paraît dû à la destruction d'hydrates de carbone faiblement unis à la matière albuminoïde est corrélatif de la présence de microbes aérobies et du développement de moisissures. Ces ferments d'hydratation interviennent principalement pour transformer les albuminoïdes en albuminates et en peptones qui se dédoublent ensuite en

(*) Pasteur et Joubert. *Comptes rendus*, t. LXXXIII, p. 5.

acides amidés. La peptonisation s'opère comme la fermentation ammoniacale, sous l'influence de diastases sécrétées par les microbes. Ce premier acte de la digestion des albuminoïdes accompli, de nouveaux ferments interviennent. Ils sont anaérobies et agissent par réduction en dégageant de l'azote en même temps que le milieu devient fortement alcalin. Ces ferments attaquent la molécule albuminoïde par son côté uréique, dissocient presque absolument les matières protéiques avec dégagement d'ammoniaque et d'acide carbonique et donnent, comme produits de transformation des leucines, des acides gras, des phénols, des ptomaïnes ou des leucomaïnes, etc. C'est avec l'apparition de l'azote que commence la vraie fermentation putride. Il résulte des expériences de Pasteur, que quels que soient la nature de l'albuminoïde qui fermente et les hasards de l'ensemencement spontané au début, il se transforme toujours *en très grande partie, en produits relativement simples qui en dérivent par dédoublement avec hydratation et perte à la fois d'acide carbonique et d'ammoniaque.* Les *Schizomycètes* de la putréfaction sont de fines bactéries à mouvements oscillatoires très vifs en forme de points ou de 8, des cocci simples, en paires, en zooglœes ou en chaînes. L'acide sulfureux et l'acide salicylique n'arrêtent pas leur action, tandis que le phénol, le fer et le permanganate de potasse l'enrayent rapidement.

II. — FERMENTATIONS PAR RÉDUCTION.

Dans ces fermentations si nombreuses et si variées, la substance fermentescible s'oxyde partiellement et passe à l'état de gaz carbonique et d'eau. C'est la partie du corps fermentescible non altérée par l'action du microbe qui fournit l'oxygène nécessaire à cet effet. Il en résulte que la molécule modifiée, qui peut-être soit simplifiée, soit compliquée, devient, dans tous les cas, plus riche en hydrogène et souvent aussi en carbone.

1. Fermentation de la glycérine, Fitz. — Plusieurs organismes peuvent provoquer la fermentation de ce corps :

1o *Bacillus æthylicus*, Fitz (*Bacillus subtilis*, Fitz). — Le microbe du foin le plus résistant à l'action de la chaleur provoque la fermentation d'une liqueur contenant par litre 30 parties de glycérine, 1 partie d'extrait de viande Liebig et 5 parties de carbonate de calcium précipité. Ce liquide est ensemencé avec de l'eau de lavage du foin, porté à l'ébullition (qui peut même être prolongée pendant 5 minutes) et abandonné à l'étuve dans un ballon fermé par un tampon d'ouate à une température de 40°. Au bout de quelques jours une goutte du liquide peut servir à ensemencer une nouvelle portion de la liqueur glycérique préalablement stérilisée à 110°. D'après Fitz, la fermentation est achevée au bout de sept semaines environ et le bacille, transformé en spores, est tombé au fond du liquide qui contient pour 10 gr. de glycérine 1,29 gr. d'alcool éthylique.

2o *Bacille succinique*, Fitz. — Semblable au précédent, ce bacille, qui transforme aussi le malate de calcium en succinate, provoque la fermentation éthylique de la glycérine en donnant naissance en même temps à du formiate et à de l'acétate de calcium.

3o *Micrococcus cyaneus*, Cohn. — Le microbe du pus bleu cultivé dans un liquide glycérique se multiplie très activement en produisant une matière colorante bleue, la pyocyanine, et son produit incolore d'hydrogénation pouvant, à l'air, régénérer la matière bleue. Le liquide fermenté qui contient en outre un bacillus donne de l'alcool éthylique, de l'acide butyrique et de petites quantités d'acide acétique, d'acide succinique et d'alcool butylique.

4° *Microbes du pus orangé*. — Ils se multiplient très activement dans le liquide glycérique. La fermentation initiale est produite par un micrococcus, vers la fin un bacille vient s'y joindre. 10 gr. de glycérine ont donné 2,58 gr. d'alcool éthylique et des traces seulement d'acides (A. Fitz.)

5° *Bacillus butylicus*. — Le bacille anaérobie des infusions de foin, lorsqu'il est obtenu tout à fait pur par des cultures successives dans le liquide glycérique, fait fermenter énergiquement la glycérine, vers 39 —'40°; à 45° la fermentation s'arrête. Il est plus grand que les *bacilles du foin* qui déterminent la fermentation alcoolique de la glycérine et produit en place de zooglœes à la surface du liquide une mousse blanche abondante qui finit par tomber vers le dixième jour alors que la fermentation touche à sa fin. Vers l'apogée de la fermentation les bacilles paraissent renflés en tonneaux et prennent avec l'iode une coloration violette. Le liquide fermenté contient d'après l'analyse pour 100 gr. de glycérine, 8 gr., 1 d'alcool butylique normal, 17 gr., 4 d'acide butyrique, 1 gr., 7 d'acide lactique, 3 gr., 4 de glycol propylique et des traces d'alcool éthylique et d'alcool propylique. Le *B. butylicus* fait fermenter la mannite et la saccharose, il se développe aussi dans des solutions de lactate calcique ou ammonique, de glycérates, de malates, de tartrates, de citrates, de quinates calcique et ammonique, de lactose, de quercite et d'érythrite, mais sans y déterminer de fermentation ne pouvant pas vivre sans oxygène dans ces conditions moins favorables à son développement.

(A. Fitz. *Deusch. chem. Gesellsch.*)

6° *Bacillus amylobacter*. — Sous l'influence de ce bacille le liquide glycérique fermente en produisant de l'acide butyrique.

(Van Tieghem.)

2. **Fermentation de l'érythrite**. — L'érythrite est un alcool quadrivalent qui peut fermenter sous l'influence de plusieurs microbes, malheureuse-

ment aucun d'eux n'a été jusqu'à présent cultivé à l'état de pureté.

1º *Microbes du foin.* — En faisant des cultures successives dans un petit volume de liquide contenant de l'érythrite, Fitz a constaté le développement d'une bactérie en forme de poire. Celle-ci disparaît bientôt pour être remplacée par un bacille et deux micrococcus, l'un rond, l'autre ovale. Ces microbes produisent de l'acide butyrique avec trace d'acide formique et acétique, mais point d'acide succinique.

2º *Microbes de la bouse de vache.* — En purifiant ces microbes par cultures préliminaires dans des liquides contenant de l'érythrite, le microbe qui se développe le plus abondamment est en forme de poire mes. $2 \mu, 8 = 1 \mu, 5$; en outre, on trouve un très petit bacillus, un micrococcus et un microbe en chapelets. Un liquide contenant 30 gr. d'érythrite et 25 gr. de carbonate calcique a fourni une trace d'alcool, 13 gr. d'un sel de calcium contenant surtout du butyrate normal avec trace d'acétate et de caproate et 12 gr. d'acide succinique (FITZ.)

3. Fermentation de la quercite. — Ensemencées comme dans les cas précédents avec une macéraration de foin, les solutions de quercite fournissent de l'acide butyrique. Le microbe qui se développe ressemble au ferment butyrique de Fitz.

(HENNINGER.)

4. Fermentation de la mannite.

1º *Bacilles en forme de massue.* — Sous l'influence de ce bacille trouvé par hasard dans une culture des bacilles du foin dans un liquide glycérique, Fitz a trouvé qu'une solution de mannite à 30 ⁰/₀₀ additionnée de carbonate calcique et de sels nutritifs fermentait et donnait au bout de sept semaines 26,3 gr. d'alcool, 7,9 gr. de formiate calcique et une trace d'acide succinique.

2º *Bacillus œthylicus*. — Il se développe très bien sur une solution étendue de mannite, mais on n'a pas déterminé les produits de la fermentation.

3º *Bacillus butylicus*. — Ensemencé dans un milieu composé de 18 gr. de mannite, 0,01 centigr. de phosphate de potasse, 0,002 milligr. de sulfate de magnésie, 0,10 centigr. de chlorhydrate ammonique, 4,50 gr. de carbonate calcique et 600 gr. d'eau, il donne après trois semaines environ 2 gr. d'alcool butylique normal, 7,50 gr. d'acide butyrique, 0,08 centigr. d'acide lactique et une trace d'acide succinique (A. FITZ.)

4º *Bacillus amylobacter*. — D'après Van Tieghem, il donne de l'acide butyrique.

5. Fermentations de la glucose, de la saccharose et de la lactose. — Ces produits qui peuvent servir d'aliment à un grand nombre de microbes, s'hydratent sous l'action d'une diastase sécrétée par ce microbe avant de subir les dédoublements.

1º *Bacillus butylicus*. — Il engendre une diastase intervertissant la saccharose, mais incapable d'opérer l'hydratation de la lactose. Dans les solutions de saccharose additionnées des sels nutritifs nécessaires et de carbonate calcique, la fermentation débute vers le huitième jour et se prolonge pendant vingt-cinq jours. Pour 100 gr. de saccharose employée, Fitz a obtenu 42,50 gr. d'acide butyrique, 0,50 centigr. d'alcool butylique et 0,50 centigr. d'acide lactique.

2º *Bacillus amylobacter*. — Les glucoses, la saccharose et la lactose fermentent sous l'influence de ce microorganisme qui est identique avec le vibrion de Pasteur (VAN TIEGHEM, PRAZMOWSKI) en donnant comme produit ultime de l'acide butyrique.

6. Fermentations de la dextrine et de l'amidon. — Sous l'influence des diastases sécrétées

par les microbes, la dextrine et l'amidon sont sac-
charifiés et peuvent fermenter.

1º *Bacillus amylobacter*. — Il agit comme sur la saccharose; attaque
aussi l'arabine et la lichenine.

2º *Bacillus butylicus*. — La diastase de ce microbe est sans action
sur l'amidon, aussi ne fait-il pas fermenter ce corps.

3º *Bacillus aethylicus*. — L'empois d'amidon additionné de carbonate calcique fermente sous l'influence de ce microbe
à la température de 40º. Le *Bacterium termo* qui pour-
rait être mélangé au *B. aethylicus* ne résiste pas à la
température de 35º, aussi faut-il chauffer la culture dès
le début à 40º. 100 gr. de fécule de pomme de terre
ont donné à Fitz 34,7 gr. d'acide butyrique, 5 gr.
d'acide acétique, 1 gr. d'alcool éthylique et 0,35 gr.
d'acide succinique.

7. Fermentation de la cellulose. — Le *bacillus
amylobacter* hydrate la cellulose des tranches de
pommes de terre abandonnées dans l'eau pendant
quelques jours dans des conditions favorables, il
désagrège les cellules du parenchyme et les con-
vertit par fermentation en glucose et en acide
butyrique.   (TRÉCUL, VAN TIEGHEM, PASTEUR.)

La *Bactérie*, qui est l'agent de la production du
méthane dans la vase des marais, semble aussi agir
sur la cellulose.   (LE BEL et MÜNTZ.)

Enfin la fermentation vaseuse qui se produit dans
la panse des herbivores avec production de méthane
et de gaz carbonique résulte probablement de l'action d'un microbe du foin qui attaque la cellulose.
M. Trappeniers qui a réussi à cultiver ce microbe
a constaté qu'il peut agir sur la cellulose du papier
et sur le coton.

8. Fermentation du lactate de calcium.

1o *Bacillus amylobacter*. — Il transforme le lactate de calcium en
acide butyrique et fournit en même temps une petite
quantité d'alcool éthylique et d'alcool butylique.

(PASTEUR. *Études sur la bière*, p. 282.)

2o *Micrococcus butyrique*, Fitz. — Cocci en chapelets mesurant
2,6 — 1,7 μ, obtenus en cultivant de la bouse de vache
dans un milieu contenant du lactate de calcium. Ils
agissent comme le *Bacillus amylobacter*.

3e *Bacille propionique*. — Bacilles longs et étroits réunis souvent
en chaînes. Fitz, en opérant sur 100 gr. de lactate, a
obtenu 46,1 gr. d'un mélange d'acétate et de propio-
nate calcique, ce dernier prédominant de beaucoup.
Dans une autre expérience il a obtenu une très nota-
ble proportion d'acide valérique normal qu'il suppose
formé par une fermentation spéciale.

9. Fermentation du glycérate de calcium. —
Une solution de glycérate calcique, lorsqu'on l'ad-
ditionne de bouse de vache ou d'eau de lavage du
foin non bouillie, développe surtout un micrococcus
sphérique et un autre en cellules allongées et
réunies en chapelets. L'acide acétique est le produit principal de leur action.   (FITZ.)

10. Fermentation du malate de calcium.

1o *Bacille succinique*.— Il se présente en baguettes ténues, quelquefois réunies par couples et morphologiquement sembla-
bles au *Bacillus aethylicus*, de Fitz. La fermentation
qui se termine en cinq jours est très active et produit
de l'acide succinique et de l'acide acétique. Il se produit parfois dans cette fermentation de l'acide butyrique sous l'influence d'un microbe qui n'est pas encore
connu.

2º *Bacille propionique*. — Bacille court transformant l'acide malique en acide propionique, acide acétique et traces d'acide succinique et d'alcool.

11. Fermentation de l'asparagine. — L'asparagine fermente dans une solution contenant des sels nutritifs chauffée de 30 à 36º sous l'influence d'une bactérie formée de un ou deux articles à extrémité renflée très répandue dans l'eau ordinaire. Cette bactérie est aérobie, elle transforme l'asparagine en succinate et en carbonate d'ammoniaque avec dégagement d'acide carbonique.

(MIQUEL.)

12. Fermentation de l'acide tartrique.

1º *Tartrate ammonique*. — Ses solutions à 1 % en présence de petites quantités de sels nutritifs fermentent à l'air sous l'influence d'un microbe très semblable au *Bacterium termo*. Ce microbe peut ensuite se développer dans des solutions cinq fois plus concentrées et achever le dédoublement à une température de 25 — 38º. Au bout de six à huit semaines le liquide de culture contiendra de l'acide succinique, de l'acide acétique et des traces d'acide formique. 2 kilogr. d'acide tartrique ont donné à König 500 gr. d'acide succinique.

2º *Tartrate calcique*. — Pasteur a obtenu comme produits de la fermentation les acides propionique et acétique sous l'influence d'un bacille anaérobie qui se montre spontanément dans le dépôt d'un milieu de culture composé de 2 1/2 litres d'eau, 100 gr. de tartrate calcique, 1 gr. de phosphate ammonique, 1 gr. de phosphate de magnésie, 0,50 centigr. de phosphate potassique, et 0,50 centigr. de sulfate ammonique. Fitz a obtenu, dans un milieu contenant du tartrate calcique, de l'acide

acétique et de petites quantités d'acide butyrique et
d'alcool éthylique sous l'influence de plusieurs microbes de la bouse de vache. Il n'a pas obtenu le bacille
décrit par Pasteur, ce qui fait supposer que plusieurs
organismes peuvent faire fermenter le tartrate calcique.

13. Fermentation du citrate calcique. — Sous
l'action des microbes du foin, Fitz a obtenu dans
des solutions de citrate calcique de l'acide acétique
et de l'alcool éthylique.

14. Fermentation du quinate de calcium. —
Par les microbes de l'air le quinate de calcium est
décomposé en acides formique, acétique et propionique. Si l'air a libre accès pendant toute la
durée de la fermentation il se forme, par oxydation de l'acide quinique, de l'acide protocatéchique
sous l'influence d'un microbe aérobie.

(O. LOEW.)

15. Fermentation des corps sulfurés. —
M. Miquel a étudié l'action d'un microbe qui se
trouve dans les eaux d'égout, les eaux potables et
même quelquefois dans les eaux pluviales. Cet
organisme qui se présente en cellules allongées
ou sphériques et peut se changer en bacilles dans
des milieux favorables transforme en hydrogène
sulfuré le soufre des albuminoïdes, du caoutchouc
vulcanisé et même le soufre libre. Lorsque l'hydrogène sulfuré qui reste en dissolution dans le
liquide a atteint une certaine proportion, la fermentation s'arrête et le ferment passe à l'état de
spores.

Certaines *algues* ont un pouvoir réducteur plus énergique encore, tels les Beggiatoa (pl. V, fig. 37) qui transforment les sulfates en sulfures ou hydrogène sulfuré.

Certaines fermentations, lorsque le ferment ensemencé n'est pas pur, sont parfois arrêtées par un développement d'hydrogène sulfuré produit par un organisme qui n'est pas encore connu.

(Fitz. *Bacillus butylicus*.)

III. — FERMENTATIONS PAR OXYDATION.

1. Ces fermentations se traduisent par des oxydations dont les facteurs sont des microbes aérobies. Elles progressent parfois jusqu'aux termes ultimes, gaz carbonique et eau, sans que l'on puisse saisir un produit de passage.

1. **Fermentation de l'alcool**. *Bacterium aceti* (*Mycoderma aceti*). — Il est constitué par des cellules mesurant 1,5 à 3 μ, un peu étranglées vers le milieu et réunies en chaînes enchevêtrées formant un voile à la surface du liquide, Ce microbe transforme l'alcool en acide acétique. Il vit sur les milieux renfermant 10 % d'alcool au maximum et une petite quantité de substances nutritives telles que décoction d'orge, de seigle, de levure, etc. Il est bon d'y ajouter un peu de vinaigre dès le début pour empêcher l'éclosion d'autres germes. Quand tout l'alcool est transformé en vinaigre, le microbe continue à vivre aux dépens de ce dernier et le détruit par combustion totale (Pasteur). La température la plus favorable pour le développement du mycoderme est de 35°-40°.

2. Fermentation de la glucose. — Le ferment de l'alcool cultivé à la surface des solutions sucrées donnerait suivant Boutroux un acide identique à l'acide gluconique.

3. Fermentation de l'ammoniaque.—MM. Schloesing et Muntz ont démontré que la transformation de l'ammoniaque en nitrites, puis en nitrates dans les eaux était due à l'action oxydante d'un micrococcus punctiforme, brillant, aérobie, qui peut être cultivé sur l'eau d'égout stérilisée ou sur des solutions alcalines étendues contenant un sel ammoniacal et de petites quantités de matières minérales et organiques. L'optimum de la température est situé vers 37°, la fermentation s'arrête vers. 55° et à 90° le microbe et ses germes sont tués. Suivant Warrington la lumière entrave le développement bactérien et la nitrification ne s'opère bien que dans l'obscurité.

IV. — FERMENTATIONS PAR DÉDOUBLEMENT.

1. Fermentation lactique. — La glucose sous l'influence d'une bactérie légèrement étranglée vers le milieu et mes. $2,6=1,3\ \mu$ se dédouble en deux molécules d'acide lactique (Pasteur). D'après M. Ch. Richet, le libre accès de l'oxygène et l'addition de peptones ou de sucs digestifs peuvent augmenter la rapidité de la fermentation, tandis que la présence de lait bouilli diminuerait de moitié son activité.

2. Fermentation cellulosique. — Sous l'influence
d'un microbe, M. Durin a obtenu le dédoublement
de la saccharose d'une mélasse en lévulose et en
une matière cellulosique se séparant en grumeaux
au sein du liquide. L'auteur ne donne pas la description de ce microbe et il attribue son action à
la sécrétion d'une diastase.

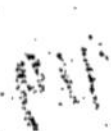

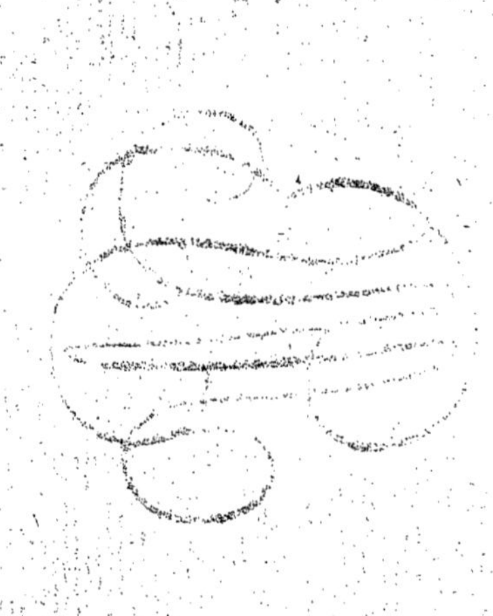

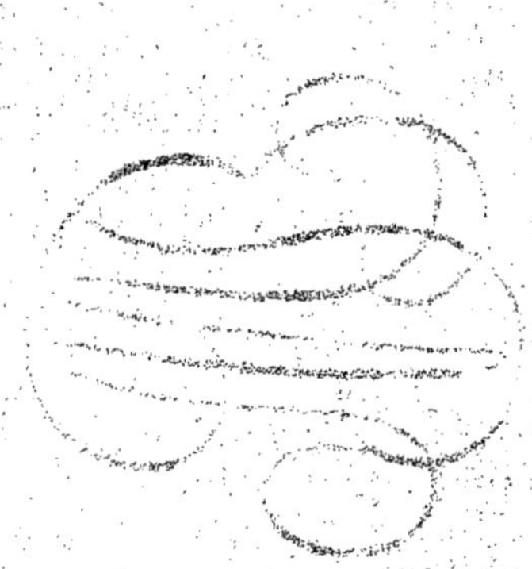